W0345891

Innere Blockaden lösen

Wie Sie in 10 Schritten negative Gedanken loswerden, unnötiges Grübeln stoppen und Ängste überwinden. Positives denken lernen und Stimmungsschwankungen dauerhaft reduzieren

Monika Fuerst

Inhaltsverzeichnis

Einleitung

Wäre es nicht toll, wenn wir Kontrolle über unsere Gedanken und Gefühle hätten? Wir könnten ein wunderbares Leben haben ohne Traurigkeit, Wut oder Ängste. Wenn es nur von unseren guten Absichten abhinge, wären wir wohl alle dauerhaft glücklich.

Aber warum sollten wir eigentlich nicht in der Lage sein, unsere Gedanken zu kontrollieren? Wir sind schließlich Homo Sapiens und haben ein Bewusstsein dessen, was wir denken und fühlen. Theoretisch sollten wir unsere Gedanken also steuern können, aber wenn man sich vor Augen hält, dass ein Mensch im Durchschnitt täglich 6.000 Gedanken hat, dann wird einem schnell klar, dass man die nicht alle überwachen kann. Wir hätten bald nichts anderes zu tun.

Die gute Nachricht ist, dass man seinen Gedanken und Gefühlen trotzdem nicht vollkommen ausgeliefert ist. Das ist vor allem deshalb hilfreich, weil die meisten von uns mit Gewohnheiten aufgewachsen sind, die nicht übermäßig zuträglich sind, wenn man ein zufriedenes Leben führen möchte. Darüber hinaus haben manche

Menschen auch noch schlechte Erfahrungen gemacht mit Missbrauch und Gewalt, die tiefe traumatische Spuren in der Psyche hinterlassen. Andere haben einfach von Natur aus eine eher abwartende oder pessimistische Persönlichkeit.

Ich verspreche Ihnen sicher nicht, dass Sie mit meiner Hilfe uneingeschränkte Seligkeit erreichen, aber es ist durchaus machbar, im täglichen Leben mehr Zufriedenheit und sogar Glück zu erfahren. Wenn Sie entschlossen sind sich zu ändern, dann kann ich Ihnen zehn Schritte vorstellen, mit denen Sie Ängste überwinden und das ständige Grübeln hinter sich lassen können.

Vorweg: Nichts wird sich ändern, wenn Sie dieses Büchlein einfach nur lesen und dann beiseitelegen. Um innere Blockaden zu lösen und eine dauerhafte Verbesserung zu erleben, müssen Sie die beschriebenen Schritte in die Tat umsetzen und zur Gewohnheit machen. Ich gebe Ihnen dazu im Folgenden ganz konkrete Tipps, um den Weg von der Theorie in die Praxis zu erleichtern.

Teil 1: Was Sie unterlassen sollten

Veränderungen in unserem Denken und Verhalten fallen in zwei Kategorien: Dinge, die wir unterlassen, und neue Gewohnheiten, die wir einführen. Daher folgt auch dieser Ratgeber derselben Struktur und beginnt mit fünf "Aufräum"-Schritten, auf die dann fünf nützliche Verhaltensweisen folgen, die Sie neu beginnen oder in Ihrem Leben verstärkt anwenden sollte

1) Schritt: Selbstmitleid

Wir sind wohl alle schon mal in diese Falle getappt: Uns passiert ein Unfall oder ein Missgeschick, und für die absehbare Zukunft tun wir uns selber schrecklich leid. Ein Stück weit ist dieses Verhalten ja auch ganz normal. Wenn man sich ein Bein bricht, denkt man schon mal: "Warum ich? Warum jetzt?"

Die Probleme beginnen dann, wenn Sie in dieser Phase hängenbleiben und sich zwei Wochen später immer noch leid tun. Manche Menschen sind geradezu Experten darin, sich selbst als den unglücklichsten Pechvogel auf der ganzen Welt darzustellen, dem es immer noch ein kleinwenig schlechter geht als allen anderen.

Die Vorteile scheinen klar zu sein: Man weckt in anderen ebenfalls Mitleid und verschafft sich so oft eine Sonderbehandlung. Mit der Zeit geht der Schuss aber schnell nach hinten los, weil Jammerer generell nicht übermäßig beliebt sind.

Noch schwerwiegender sind die Folgen für den eigenen Seelenzustand. Sie sind permanent unglücklich und fühlen sich benachteiligt - und überhaupt, wenn sich alles gegen Sie verschworen hat und Sie sowieso immer nur Pech haben, warum sollten Sie sich dann noch anstrengen?

Wenn Sie sich selbst bemitleiden, geben Sie alle Kontrolle auf, weil ja die äußeren Umstände und ihr "ständiges Pech" schuld sind. In Wirklichkeit können nur Sie allein Ihre Reaktion auf andere Menschen sowie auf Geschehnisse bestimmen. Bleiben wir bei dem Beispiel vom Beinbruch: Sie können jetzt denken, das Schicksal habe Ihnen übel mitgespielt, weil Sie einen Unfall hatten, oder Sie können dankbar sein, dass Sie so glimpflich davongekommen sind. Dann werden Sie auch alles dransetzen, sich zu erholen, und anschließend regelmäßig zur Krankengymnastik gehen, um schnell wieder vollständig gesund zu werden.

In die Tat umsetzen:

Wann immer Sie sich dabei ertappen, dass Sie sich benachteiligt oder vom Pech verfolgt fühlen, lenken Sie Ihre Gedanken gezielt um. Am besten sagen Sie laut: "Schluss damit!" und dann suchen Sie bewusst nach dem berühmten Silberstreifen am Horizont.

Was ist das Gute an der Situation? Es gibt immer einen Vorteil, in jeder Situation, auch wenn Sie das vielleicht nicht glauben wollen.

Eine Studie hat herausgefunden, dass Menschen, die sich für Glückspilze halten, objektiv gesehen genauso viele gute wie schlechte Dinge im Leben passieren, wie Menschen, die sich vom Pech verfolgt fühlen. Viktor Adler wurde im 2. Weltkrieg in einem Nazi-Konzentrationslager misshandelt und hat immer noch etwas Positives an seiner Situation gefunden. Wenn das möglich ist, dann geht es in Ihrem Leben erst recht! Also finden Sie die rosa Brille und setzen Sie sie auf.

2) Schritt: Die Abwärtsspirale

Neulich saß ich an einem sonnigen Nachmittag im Auto und fuhr gut gelaunt vom Bogenschießen-Training nach Hause. Als ich an einer bestimmten Autobahnausfahrt vorbeikam, dachte ich an ein Fitnesscenter in der Nähe, wo ich früher Mitglied war. Dann fiel mir ein, wie ich mich beim Training dort verletzt habe und der Trainer mir auch noch völlig falsche Tipps zum Umgang damit gab, die zu einer chronischen Entzündung hätten führen können. Glücklicherweise war ich damals bereits in Behandlung bei einem guten Sportarzt und wusste, was ich zu tun und zu unterlassen hatte.

'Der Kerl unterrichtet dort immer noch,' dachte ich finster, 'und wer weiß, wie viel Schaden er anrichtet, bei Leuten, die ihm vertrauen, weil sie glauben, er kennt sich aus.' Ich hatte mich in dem Fitnesscenter sowieso nie wohlgefühlt. Es war dunkel, nicht besonders sauber, und als Frau fühlte man sich dort oft angestarrt. 'Hätte ich mal den Mund aufgemacht und mich beschwert,' dachte ich, inzwischen mit einem flauen Gefühl im Magen, 'aber da war ich mal wieder zu feige.'

Ich grübelte vor mich hin, meine Laune rabenschwarz. Und dann fiel mir auf einmal auf, was ich da machte. Wie war ich bloß von einem fröhlichen Nachmittag mit Freunden auf diese unangenehmen, finsteren Gedanken verfallen? Meine gute Stimmung war völlig im Eimer.

Unsere Gedanken lassen sich schlecht kontrollieren, das sagte ich schon eingangs. Es ist aber möglich, Gewohnheiten zu entwickeln, die zu positiveren Gedanken führen. Wie das obige Beispiel zeigt, folgen unsere Gefühle den Gedanken, und wenn wir einmal eine "Gefühlsrichtung" eingeschlagen haben, dann folgen fast automatisch mehr und mehr Gedanken, die die Gefühle noch verstärken.

Daher nenne ich einen Vorgang wie mein Abrutschen ins Grübeln eine "Abwärtsspirale". Es begann ganz harmlos mit der Erinnerung an meine Verletzung und den verantwortungslosen Trainer, aber meine Traurigkeit und mein Ärger führten zu immer mehr Gedanken, die zu diesen Gefühlen passten.

Glücklicherweise funktioniert dieser Prozess aber auch in die andere Richtung: Als mir bewusst wurde, wie sehr ich stimmungsmäßig abgesackt war, dachte ich bewusst an positive Dinge: 'Ich bin ja so froh, dass ich dort nicht mehr Mitglied bin! Heute habe ich Freunde, mit denen ich trainiere, z.B. die Jungs vom Bogenschießen, die ich vorhin gesehen habe...". Damit war eine positive "Saat" gestreut und weitere fröhliche Gedanken folgten. Bald war ich wieder happy.

In die Tat umsetzen:

Wenn Sie sich dabei ertappen, dass Sie sich mit Ihren Gedanken und Gefühlen auf einer negativen Abwärtsspirale befinden, halten Sie sofort ein und ersetzen Sie diese Gedanken mit etwas Gutem. Anfangs müssen Sie dabei etwas hartnäckig sein, aber mit der Zeit wird es Ihnen immer leichter fallen. Wie alle anderen Gewohnheiten, wird positives Denken irgendwann fast zur zweiten Natur.

3) Schritt: Vergleiche

Einer meiner Coaching-Klienten erzählte mir, wie stolz er auf sich selbst und seine Frau war, als sie endlich in ihrem eigenen Häuschen einzogen. Die junge Familie hatte ein hübsches Reihenhaus in der Vorstadt gekauft und mein Klient fühlte sich wie ein König – zumindest bis er auf Instagram ein Bild von einem früheren Studienkollegen fand, der am Swimmingpool hinter seinem Zweitwohnsitz auf Ibiza lag.

Wir Menschen haben schon immer gern gegeneinander konkurriert. Mal ganz abgesehen von tatsächlichen Wettbewerben wie Sportveranstaltungen, haben sich Nachbarn schon immer gegenseitig mit den schönsten Blumen und gepflegtesten Gärten ausgestochen und Freundinnen um das hübscheste Outfit für die Party gewetteifert. Ja, du hast dir vielleicht einen gutaussehenden Freund geangelt, aber meiner hat auch noch einen Job im Management und ein großes Auto!

Das Problem ist, dass solche Vergleiche nicht nur an einer gewissen Oberflächlichkeit leiden (der Wert eines Menschen macht sich nicht an seinem Einkommen fest, und Schönheit ist vergänglich), sondern auch zu inneren

Ängsten und Minderwertigkeitsgefühlen führen können. In den letzten Jahren hat sich das Problem mit dem Aufstieg von sozialen Medien wie Facebook und Instagram noch verstärkt, weil es viel einfacher geworden, sich mit immer mehr unserer Zeitgenossen zu vergleichen. Früher waren es nur die Nachbarn und der direkte Freundeskreis, heute sind es hunderte von Facebook-"Freunden", die uns per Selfies und Familienbilder Ihr vermeintlich perfektes Leben vorführen. In Wirklichkeit ist das Leben viel zu komplex, um sich auf solche Vergleichspunkte reduzieren zu lassen, und niemand wird auf Instagram Bilder vom häuslichen Chaos oder den schlecht erzogenen Kindern posten!

In die Tat umsetzen:

Machen Sie sich bewusst, dass soziale Medien kein realistisches Bild vom Leben anderer zeigen. Natürlich zeigt sich jeder dort nur von seiner besten Seite. Machen Sie sich bewusst, dass Sie keinerlei Wissen über die inneren Kämpfe oder Sorgen Ihrer Mitmenschen haben und konzentrieren Sie sich auf sich selbst.

Wenn Sie sich mit anderen vergleichen, dann lenken Sie Ihre Aufmerksamkeit schnell auf Ihre eigenen Fortschritte um. Vergleichen Sie sich mit Ihrem eigenen Selbst von vor einem Jahr oder vor drei Jahren. Sind Sie nicht weit gekommen? Ist es nicht großartig, was Sie alles geschafft haben? Dann klopfen Sie sich ruhig auch mal selber auf die Schulter und denken Sie darüber nach, wo Sie in weiteren drei Jahren sein möchten. Pläne und Zielsetzungen sind eine wunderbare Ablenkung von Vergleichen mit Mitmenschen.

4) Schritt: „Katastrophieren"

Ja ja, ich weiß, dass das kein richtiges Wort ist. Es ist aber so schön bildlich, dass ich einfach nicht wiederstehen konnte! Wir kennen ja alle das typisch pessimistische Verhalten, dass vielen Menschen ganz normal vorkommt: In jeder Situation prinzipiell das Schlechteste anzunehmen und mit dem Schlimmsten zu rechnen.

Sie kommen mit einer kleinen Gruppe von drei oder vier Freunden aus der Bar, alle ein wenig angesäuselt, und der letzte Bus knapp vor Mitternacht fährt Ihnen vor der Nase weg. "Na super, und Taxis sind bestimmt auch keine mehr da," sagt einer, "und wenn doch, dann sind sie um die Zeit garantiert doppelt so teuer."

Es gibt geborene Pessimisten, die aus lebenslanger Gewohnheit überall Probleme sehen, aber in manchen Situationen sind wir alle in Gefahr zu "katastrophieren": Wenn Sie kurz vorm Bewerbungsgespräch eine Laufmasche in der Strumpfhose entdecken, ist es verlockend, das als schlechtes Omen zu sehen. 'Jetzt fehlt nur noch, dass ich einen Kaffeefleck auf die Bluse bringe,' denken Sie sich, 'und in den blöden Stöckelschuhen werde ich bestimmt stolpern, sobald ich das Zimmer betrete...'. So und ähnlich steigern Sie sich in immer übertriebenere Szenarien von Verlegenheiten und Missgeschicken hinein.

Das Problem dabei ist, dass solche negativen Erwartungen schnell zu selbsterfüllenden Prophezeiungen werden können. Wenn Sie sich selbst genug geängstigt haben vor dem Bewerbungsgespräch, werden Sie sich wahrscheinlich nicht besonders selbstbewusst fühlen, was du einem schlurfenden Gang – und zum leichteren Stolpern führen kann, vor allem in Schuhen mit Absätzen.

Abgesehen davon fühlt man sich einfach schrecklich, wenn man sich ständig den größten anzunehmenden Unfall ausmalt. So etwas schlägt sich auf die Stimmung nieder, verursacht Ängste und nimmt uns die Motivation, etwas Neues zu wagen oder Risiken einzugehen. Am Ende blockieren Sie sich damit nur selbst.

Wir sind von Kindheit an darauf programmiert, Fehler zu finden. Unser Schulsystem baut genau auf diesem System auf, und das Gleiche setzt sich in der Arbeitswelt fort. Um Ihre inneren Blockaden zu überwinden, müssen Sie diese Programmierung ablegen und umdenken.

In die Tat umsetzen:

Wenn Sie sich ausmalen, was in einer Situation alles schiefgehen könnte, dann fragen Sie sich einfach selber, was stattdessen gutgehen könnte. Suchen Sie in jeder Problemlage einen Vorteil. Stellen Sie sich vor den Spiegel und machen Sie sich ein Kompliment (vor allem Frauen sind oft viel zu selbstkritisch, was ihr Aussehen betrifft!). Bei der Arbeit versuchen Sie sich demnächst mal dabei zu ertappen, wie Sie etwas richtig machen.

Diese kleinen Übungen können Ihnen helfen, Ihr Denken umzustellen. Suchen Sie gezielt nach Dingen, die bereits funktionieren, und konzentrieren Sie sich darauf, anstatt für Missgeschicke noch mehr Zeit und Energie aufzuwenden, als sie ohnehin schon kosten.

5) Schritt: Die Stop-Doing Liste

Sie haben bestimmt schon mal von einer To-Do Liste gehört, vielleicht auch schon selber eine geschrieben. Das sind Listen von Dingen, die man erledigen muss oder möchte, und manche Leute sind geradezu süchtig danach, alle Aufgaben detailliert aufzuschreiben, um sie dann nach der Erledigung schön abhaken zu können. Das kann einem ein gutes Gefühl geben, solange man sich nicht selbst unter Druck setzt.

Die Business-Trainerin Danielle LaPorte schlägt stattdessen eine "Stop-Doing" Liste vor. Darauf kommt alles, was man in Zukunft unterlassen möchte. LaPorte empfiehlt, diese Liste regelmäßig zu lesen, um sie im Bewusstsein zu verankern, und sie nach Bedarf zu ergänzen.

Der Sinn der Übung ist klar: Wir sind uns unserer Gewohnheiten oft gar nicht bewusst. Wenn Ihnen dann mal etwas auffällt, was Ihrem Wohlbefinden nicht zuträglich ist, dann halten Sie es am besten schriftlich fest, um es nicht wieder zu vergessen. Zudem dauert es erfahrungsgemäß mindestens ein paar Wochen, bis man eine alte Gewohnheit hinter sich gelassen hat. Man muss also dranbleiben und Durchhaltevermögen entwickeln – fragen Sie nur mal einen Bekannten, der das Rauchen aufgegeben hat.

Im Übrigen hat die Stop-Doing Liste den angenehmen Effekt, Klarheit zu schaffen. Haben Sie schon mal Ihren Kleiderschrank "ausgemistet", alte Klamotten weggeworfen und andere zur Kleidersammlung gebracht? Hinterher fühlt man sich erleichtert und irgendwie klarer. Manche Menschen fangen an zu putzen und aufzuräumen, wenn Sie sich mit einem Problem auseinandersetzen, weil sie instinktiv spüren, dass eine saubere Umgebung auch mentale Klarheit schafft. Das Gleiche gilt für Klarheit in Ihren Gedanken.

In die Tat umsetzen:

Schreiben Sie Ihre eigene Stop-Doing Liste. Bitte tappen Sie dabei nicht in die Falle zu denken, dass Sie sich damit zum perfekten Menschen machen sollten; das ist nicht der Sinn der Sache. Es geht vielmehr um Gewohnheiten, die Ihre Ängste schüren und negative Gedanken nähren.

Dazu achten Sie am besten darauf, wie Sie sich bei bestimmten Tätigkeiten fühlen. Wenn Sie morgens immer als erstes Facebook auf Ihrem Smartphone öffnen und dann viel mehr Zeit als geplant damit verbringen und sich wie ein Versager fühlen, dann kommt der morgendliche Smartphone-Gebrauch auf die Stop-Doing Liste. Wenn ein paar Gläschen Wein mit Ihrer Schwester immer zu Familienkrach führen, dann treffen Sie sich lieber nachmittags zu einem Kaffee, anstatt abends in der Bar.

Mindestens einmal monatlich überprüfen und aktualisieren Sie Ihre Stop-Doing Liste. Ihr Leben wird sich bald "entrümpelt" und leichter anfühlen.

Teil 2: Was Sie (öfter) tun sollten

Nach den Dingen, die Sie in Zukunft besser unterlassen, folgen jetzt logischerweise gute Gewohnheiten, die Sie entweder in Ihr Leben einbinden oder verstärken sollten. Wie alle neuen Gewohnheiten werden Ihnen manche dieser Vorschläge ungewohnt oder sogar übertrieben erscheinen. Ich möchte Sie einladen, offen zu bleiben und nichts von Vornherein abzulehnen – wenn Sie den Vorschlag ausprobieren, stellen Sie womöglich nach wenigen Wochen fest, dass es genau der richtige Schritt für Sie war.

6) Schritt: Dankbarkeit

Dankbarkeit ist schon fast ein Klischee, aber es hat seinen Grund, warum sie von jedem Coach und jedem Persönlichkeits-Guru empfohlen wird. Es gibt kaum ein wirksameres Mittel gegen negatives Denken und innere Ängste. Man könnte beinahe sagen, dass Angst und Dankbarkeit sich gegenseitig ausschließen.

Sie denken jetzt vielleicht, dass Sie nicht allzu viel Grund zur Dankbarkeit haben, weil Ihr Leben nicht grade ein

Pappenstiel ist. Man könnte oft meinen, dass nur reiche Leute, die auf Gutshöfen leben und mit ihrer Yacht um die Welt segeln, wirklich dankbar sein können. Aber das ist ein Denkfehler, der den Prozess geradezu auf den Kopf stellt.

Wenn Sie sich die Ratschläge von selbstgemachten Millionären anhören – Menschen, die in bescheidene oder ärmliche Umstände geboren wurden und sich aus eigener Kraft an die Spitze gearbeitet haben – dann kommt in jeder Story Dankbarkeit vor, und zwar vor dem Reichtum. Dankbarkeit scheint glückliche Zufälle und vorteilhafte Umstände geradezu magnetisch anzuziehen.

Warum das so ist, weiß niemand genau. Vielleicht liegt es an den vielbesungenen Schwingungen, den "good vibrations", wie es die Hippies nennen. Tatsache ist, dass es funktioniert, und daher sollten Sie unbedingt von diesem Turbo der Positivität Gebrauch machen.

In die Tat umsetzen:

Am besten praktizieren Sie Dankbarkeit immer zur gleichen Tageszeit, damit Sie es sich auch wirklich zur Gewohnheit machen. Manche Leute führen ein Dankbarkeits-Tagebuch, in das sie jeden Abend drei, fünf, oder auch zehn Dinge notieren, für die sie dankbar sind.

Wenn Ihnen die Inspiration fehlt, dann kommen sie einfach auf die grundlegenden Dinge im Leben zurück. Wenn Sie ein Dach über dem Kopf, ein Bett und genug zu essen haben, geht es Ihnen automatisch besser als 4/5 der Menschheit. Wenn das mal kein Grund zur Dankbarkeit ist! An manchen Tagen bin ich dankbar für den Sonnenschein, oder den Regen, der die Natur nährt. An anderen bin ich dankbar für meine Familie oder Freunde. All das mag Ihnen selbstverständlich erscheinen, aber in Wirklichkeit sind das alles Segnungen, die keineswegs jeder genießt.

Der wichtigste Schritt ist es aber, Ihre Dankbarkeit wirklich zu spüren. Lesen Sie das Geschriebene und stellen Sie sich das, wofür Sie dankbar sind, genau vor. Binden

Sie Ihre Sinne mit ein: Wenn Sie für einen schönen Ausflug mit der Familie dankbar sind, dann denken Sie an die Landschaft, die Sie gesehen haben, an die Farben, den Duft des Waldes, den Klang des Vogelzwitscherns, den Geschmack des Kaffees, den Sie aus der Thermosflasche getrunken haben... usw. Malen Sie sich alles ganz genau aus und spüren Sie Ihre Dankbarkeit.

7) Schritt: Aktivität

Grübeln und Ängste haben eines gemeinsam: Sie befinden sich vor allem im Kopf. Das heißt natürlich nicht, dass sie nicht "real" sind, dazu haben sie viel zu viel Auswirkung auf unsere Stimmung und unser Verhalten. Tatsache ist aber, dass man eine gewisse Ruhe braucht, um sich in dunkle Gedanken zu verstricken und sich ständig Schreckensbilder auszumalen.

Dagegen hilft nichts so sehr wie Aktivität. In seinem Buch *Superfaktor Bewegung* beschreibt John Ratey die überwältigend positiven Auswirkungen von Sport auf die Psyche. Dabei geht es nicht um subjektives Empfinden, sondern messbare Daten wie z.B. intellektuelle

Leistung (wie das dramatisch gesteigerte Leistungsniveau von Schülern, die jeden Tag vor dem restlichen Unterricht Sport trieben) und drastische Besserung – in manchen Fällen sogar Heilung – von Depressionen und anderen Krankheiten der Psyche.

Aber es muss nicht immer Sport sein; auch ansonsten hilft Tätigkeit den Trübsinn zu verscheuchen und verschafft oft ungeahnte Klarheit. Angenommen, Sie würden schrecklich gern die hübsche junge Frau aus dem Verein näher kennenlernen. Während Sie zögern, malt sich Ihr Gehirn alle möglichen Situationen aus, in denen Sie sie ansprechen und dabei prompt blamieren oder ausgelacht werden. Sie werden immer unsicherer und tun zuletzt gar nichts.

Wenn Sie stattdessen gleich auf die Frau zugehen und sie einfach ansprechen, entspinnt sich womöglich ganz natürlich ein Gespräch, das irgendwann zu mehr Kontakt und sogar einer Beziehung führen kann. Natürlich könnte Ihnen dabei auch aufgehen, dass sie beide eigentlich nichts gemeinsam haben, so dass Sie den Kontakt bald wieder abbrechen. In beiden Fällen hat Ihre Tatkräftigkeit für Klarheit gesorgt.

So ist das überall im Leben: Klarheit kommt nicht vom Nachdenken, Listen schreiben oder Möglichkeiten ausmalen; Sie entsteht dann, wenn man die Initiative ergreift. Wenn Sie vor einer schwierigen Entscheidung stehen, ist es am besten, sich schnell für eine der Optionen zu entscheiden. Wenn es die falsche Entscheidung war, merkt man das am besten, wenn man die ersten Schritte zu deren Umsetzung ergreift, und dann kann man immer noch die Richtung ändern.

Selbst Fehltritte können Ihnen nützliche Einsichten verschaffen und sind allemal besser als zögerliche Unentschlossenheit. Werden Sie tätig! Sie sparen sich damit viel Zeit und Mühe.

In die Tat umsetzen:

Gibt es etwas, das Sie schon lange in Erwägung gezogen haben? Stehen Sie vor einer wichtigen Entscheidung, ohne zu wissen, welchen Weg Sie ergreifen möchten? Haben Sie Probleme in einer Beziehung oder im Job?

Ich möchte fast wetten, dass Sie bereits mehr als genug über Ihre Optionen nachgegrübelt haben. Wäre es jetzt nicht vielleicht Zeit, tätig zu werden? Treffen Sie irgendeine Entscheidung. Reden Sie mit Ihrem Partner (oder Ihrem Boss), oder beenden Sie die Beziehung (oder kündigen Sie). Sie werden feststellen, dass Sie durch konkrete Handlungen viel mehr lernen als durch noch so viel Theorie.

8) Schritt: Wohlbefinden

Sie haben bestimmt schon mal das Sprichwort: "Ein gesunder Geist in einem gesunden Körper" gehört, nicht wahr? Es stammt aus der Antike, denn schon die alten Griechen und Römer wussten, dass körperliche Beschwerden auch die Stimmung und die Seele und definitiv unsere Gedanken und Gefühle beeinträchtigen.

Leider tendieren wir oft dazu, unser eigenes Wohlbefinden zu vernachlässigen, vor allem, wenn es uns seelisch weniger gut geht. Wenn wir gestresst sind oder traurig, bräuchten wir unsere eigene liebevolle Selbstfürsorge am dringendsten, aber grade dann haben wir oft nicht die Geduld oder Energie dafür. Wer hat schon Zeit für Sauna, wenn grade eine Beziehung kaputtgegangen ist?

Das ist schade, denn der beschriebene Zusammenhang zwischen Geist und Körper funktioniert in beide Richtungen. So wie man von ständigem Stress irgendwann ein Magengeschwür bekommen kann, wirkt sich körperliches Wohlbefinden auch beruhigend auf die Seele aus.

Wie kann man da Abhilfe schaffen? Indem man auch Selbstfürsorge zur Gewohnheit macht. Vielleicht denken Sie, dass ich mich allmählich wie eine gesprungene Schallplatte anhöre, aber Gewohnheiten sind einfach eine tolle Sache. Psychologen haben herausgefunden, dass es sehr wohl möglich ist, alte Gewohnheiten abzulegen und neue zu schaffen, aber dazu benötigt es mindestens 21 Tage Ausdauer. Nach dieser Zeit – nur drei Wochen! - ist die neue Gewohnheit stärker als die Alte.

In die Tat umsetzen:

Nehmen Sie sich einen Abend in der Woche vor, oder einen halben Tag am Wochenende, der nur Ihnen gehört. Schreiben Sie sich diesen Termin in den Kalender, so wie Sie einen Zahnarzttermin eintragen würden. Selbstfürsorge ist nicht verhandelbar! Wenn Sie wirklich mal etwas anderes an diesem Abend vorhaben, dann verlegen Sie die Selbstfürsorge sofort auf einen anderen Abend.

Was ist Selbstfürsorge? Kurz gesagt, gilt alles, was Ihnen gut tut. Eine Massage, ein langes Schaumbad, eine Meditation, die Füße hochlegen und ein gutes Buch lesen, ein Dinner bei Kerzenlicht – seien Sie kreativ. Es muss auch nicht viel Geld kosten. Das Wichtigste ist, dass Sie Ihre Aufmerksamkeit auf sich selbst und Ihre eigenen Bedürfnisse lenken, denn das tut der Seele unendlich gut und dem Körper natürlich auch. Als kleiner Nebeneffekt vermindern sich gleichzeitig negative Gedanken und Ängste. Wenn das kein Win-Win ist!

9) Schritt: Leidenschaft

Was lässt Ihre Augen aufleuchten? Worüber könnten Sie stundenlang reden? Was nimmt Sie so gefangen, dass die Zeit nur so verfliegt?

Das ist Ihre Leidenschaft (oder mehrere Leidenschaften. Wenn Sie mehr als eine Leidenschaft haben, dann willkommen im Club: viele Menschen sind sogenannte multi-passionierte. Und es ist außerdem das, was in Ihrem Leben ganz vorne stehen sollte.

Wie bitte? Ja wie sollen Sie sich das denn vorstellen? Sie müssten doch Geld verdienen, Miete zahlen, die Familie ernähren! Das stimmt ja auch, aber glauben Sie wirklich, dass das Leben hauptsächlich aus Pflichten bestehen sollte? Wir sind heutzutage so verliebt in unseren Lebensstandard, unsere Smartphones und Computer und natürlich den Jahreswagen, dass wir eine wichtige Tatsache aus den Augen verloren haben:

Was nützt uns all der materielle Reichtum, wenn wir keine Freude empfinden? Wollten wir nicht alle mal glücklich werden, als wir noch Kinder waren? Was ist daraus geworden?

Ihre Leidenschaften verdienen es, Priorität zu bekommen. Wenn Sie strahlen und sich inspiriert fühlen, gibt Ihnen das gleichzeitig mehr Energie um zu arbeiten und macht Sie zu einem glücklicheren und zufriedeneren Partner.

Leidenschaften können Hobbies sein oder Interessen, sogar Studiengebiete. Einsteins Leidenschaft war die Physik, Goethes Leidenschaft war das Schreiben (obwohl Goethe auch ein typischer multi-passionierter Mensch war). Was ist Ihre?

In die Tat umsetzen:

Es ist erschreckend, wie viele Menschen heute nicht mal mehr wissen, wofür Sie sich begeistern könnten. Vielleicht ist Ihnen beim Wort "Leidenschaft" sofort eingefallen, was das für Sie bedeutet, aber wenn Sie ratlos die Schultern gezuckt haben, geben Sie bitte noch nicht auf. Vielleicht müssen Sie einfach etwas genauer hinsehen.

Versuchen Sie sich daran zu erinnern, was Sie als Kind begeistert hat. Oder vielleicht gibt es ja etwas, das Sie schon lange ausprobieren wollten. Experimentieren Sie ruhig ein wenig und lassen Sie nicht locker, bis Sie Ihre Leidenschaft(en) identifiziert haben. Sie sind die Mühe wert.

Als nächstes müssen Sie Zeit und Raum für Ihre Leidenschaft schaffen, und das kann eine Herausforderung sein. So wie auch bei der Selbstfürsorge müssen Sie fest entschlossen sein und Ihre Leidenschaft konsequent zur Priorität machen. Auch hier gelten die 21 Tage, die es braucht um eine Gewohnheit zu schaffen. Als Belohnung werden Sie sich so gut fühlen und so viel zusätzliche Energie spüren, dass Sie den Rest Ihrer Verpflichtungen und die Arbeit ganz locker nebenher schaffen.

10) Schritt: Sinn

Auweia, jetzt geht's ans Eingemachte. Der Sinn des Lebens? War das nicht ein Film von Monty Python?

Keine Sorge, ich werde jetzt nicht salbungsvoll (oder komödiantisch). Die einfache Tatsache ist, dass wir die Wahl haben, unser Leben entweder einfach so an uns vorüberziehen zu lassen oder ihm einen Sinn zu verleihen. Nach meiner Erfahrung fällt es am leichtesten, den Sinn zu finden, wenn wir uns auf die oben genannten Leidenschaften konzentrieren.

Sie glauben vielleicht nicht, dass Ihre Leidenschaft für Fußball den Sinn Ihres Lebens bestimmen könnte, obwohl Sie da einfach mal Beckham fragen könnten. In der Tat ist jedoch der Zusammenhang zwischen Leidenschaft und Sinn meistens nicht so direkt, dass wir Profi in unserer Leidenschaft werden. Ich habe eine Leidenschaft für Musik, aber ich war nie gut genug am Klavier, um Pianistin zu werden. Das war aber auch gar nicht nötig: Musik inspiriert mich und motiviert mich, und meine Leidenschaft lässt mich meine Coaching-Klienten besser verstehen, die fast alle Künstler oder Kunsthandwerker sind. Indirekt hat meine Leidenschaft also durchaus mit dem Sinn meines Lebens, meiner Berufung, zu tun.

Warum sollten Sie sich überhaupt die Mühe machen, Ihrem Leben einen Sinn zu geben? Ganz einfach: Weil einen nichts wirkungsvoller vom Grübeln abhält, als das Bewusstsein, dass man eine Aufgabe hat. Wenn Ihnen ganz klar ist, dass Sie diese Welt, wie es so schön heißt, ein wenig besser verlassen möchten, als Sie sie vorgefunden haben, dann werden Ängste und Hindernisse auf einmal völlig unbedeutend.

In die Tat umsetzen:

Im Grunde ist dies der Schritt, mit dem ich Ihnen am wenigsten helfen kann, denn nur Sie allein können Ihrem Leben seinen Sinn geben. Ob Sie dabei an eine vorbestimmte "Berufung" glauben oder nicht, ist eher nebensächlich – sobald Sie entscheiden, dass etwas der Sinn Ihres Lebens ist, ist das Ihre Realität und genauso "wirklich" wie Zeit und Geld (denken Sie mal drüber nach: Sowohl Zeit als auch Geld existieren nur, weil wir uns alle darauf geeinigt haben).

Nach meiner Erfahrung führen Leidenschaften am schnellsten und direktesten zum Sinn Ihres Lebens. Wagen Sie es, Ihre Leidenschaft zur Priorität zu machen. Im schlimmsten Fall tun Sie einfach nur mehr von dem, was Sie begeistert, und im besten Fall stolpern Sie ganz zufällig über Ihren Lebenssinn.

Haben Sie Geduld. Sinnfindung ist keine Sache, die man mal so eben an einem Wochenende erledigt. Konzentrieren Sie sich auf Ihre Leidenschaft und haben Sie Vertrauen, dass Ihnen zur richtigen Zeit Ihr Lebenssinn “in den Sinn" kommen wird.

Schlusswort

Wenn ich Ihnen mit dem vorliegenden Ratgeber nur eine einzige Einsicht vermitteln konnte, dann lassen Sie es bitte die Erkenntnis sein, dass Sie Ihren Ängsten und Blockaden nicht hilflos ausgeliefert sind. Zu einem gewissen Grad erlebt jeder solche Hindernisse oder kommt mal ins Grübeln. Es gibt aber keinen Grund, sich diese Dinge zum Lebensinhalt zu machen.

Wie bei allen praktischen Ratgebern kommt es auch hier darauf an, dass Sie die Informationen über die zehn Schritte nicht nur lesen, sondern auch anwenden. Es hat einen Grund, warum jeder Schritt mit dem Abschnitt "In die Tat umsetzen" endet! Bitte machen Sie sich die Mühe, diese Anregungen auch wirklich praktisch umzusetzen, haben Sie dabei Geduld und vergessen Sie nicht die 21 Tage, die es dauert, um eine Gewohnheit zu entwickeln. Wenn Sie auch nur ein oder zwei Monate lang dranbleiben, werden Sie sich wundern, wie sich Ihr Leben verändert, und mit ihm Ihr Glücksempfinden.

Sollten Sie feststellen, dass Ihre inneren Blockaden doch hartnäckiger sind, als Sie dachten, dann empfehle ich Ihnen wärmstens, sich Hilfe zu suchen. Es liegt nichts Beschämendes darin! Ich empfehle Life-Coaching oder bei tiefer sitzenden psychischen Problemen, einen Therapeuten. Ich habe beide Hilfsmittel – zu verschiedenen Zeiten in meinem Leben – selbst in Anspruch genommen und bin sehr dankbar für die unüberschätzbare Unterstützung, die ich dabei erhalten habe.

Sie bestimmen selbst über Ihr Leben. Und das Leben passiert hier und jetzt, es ist keine Generalprobe! Ist es nicht vielleicht an der Zeit, dass Sie sich selbst und Ihr Recht auf Glück und Zufriedenheit ernstnehmen und mit beiden Händen ergreifen? Ich wünsche Ihnen in jedem Fall eine spannende Entdeckungsreise, Seelenfrieden und das tiefe Bewusstsein eines Lebenssinnes.

Wenn Ihnen mein Buch gefallen hat würde ich mich sehr über eine positive Bewertung auf Amazon freuen. Die Sichtbarkeit von Büchern bei Amazon steigt unter anderem durch Bewertungen. Nur so komme ich meinem Ziel näher, mein Buch einem großen Leserkreis zugänglich zu machen.

Vielen Dank!

★★★★★

Quellen

Ratey, John J. und Eric Hagerman, Superfaktor Bewegung: Das Beste für Ihr Gehirn! Verlag VAK, 2. Auflage 2013

Weitere Bücher von Monika Fuerst

Berufung und Leidenschaft finden

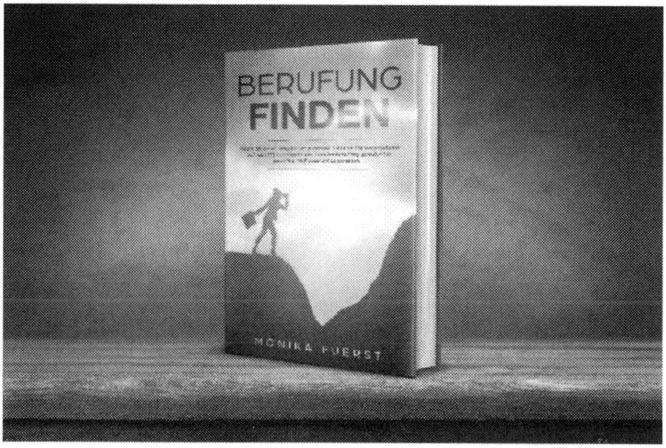

https://www.amazon.de/dp/B07BQ5K4YG

Hören Sie auf nur fürs Wochenende zu leben - Berufung finden ist angesagt!. Es ist möglich, jeden Tag mit dem beglückenden Gefühl zu beginnen, dass Sie Ihre Seelenaufgabe erfüllen – die eine Aufgabe, für die Sie geboren wurden und die nur Sie auf der ganzen Welt so erfüllen können. Dieses Buch hilt Ihnen, Ihre Berufung zu finden.

NLP für Einsteiger

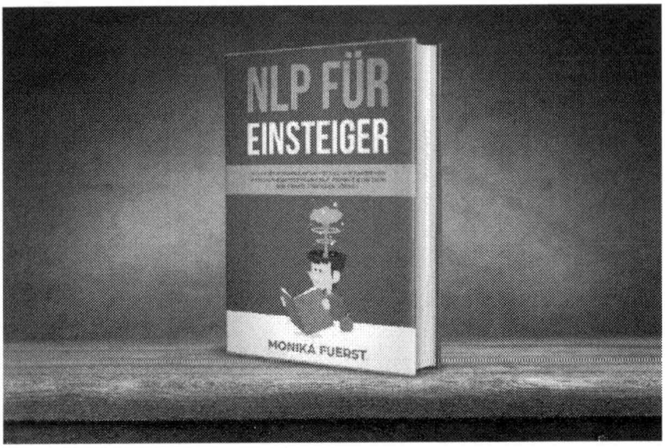

https://www.amazon.de/dp/B07CQPZW5Y

Haben Sie sich schon einmal gefragt, ob Ihnen NLP helfen kann?

In diesem Buch erfahren Sie welche NLP-Techniken es gibt, wie diese funktionieren und für was Sie sie einsetzen können. Neuro-Linguistisches Programmieren geht davon aus, dass wir mit Hilfe der Sprache Einfluss auf unsere Nervenzellen nehmen und diese entsprechend neu programmieren können. Das mag aus vielerlei Gründen zunächst unverständlich klingen, aber keine Sorge, in diesem Buch erkläre ich Ihnen mit nachvollziehbaren Worten, was es damit auf sich hat und gehe im Detail auf die einzelnen Techniken ein.

Gehen Sie selbstbewusst durchs Leben!

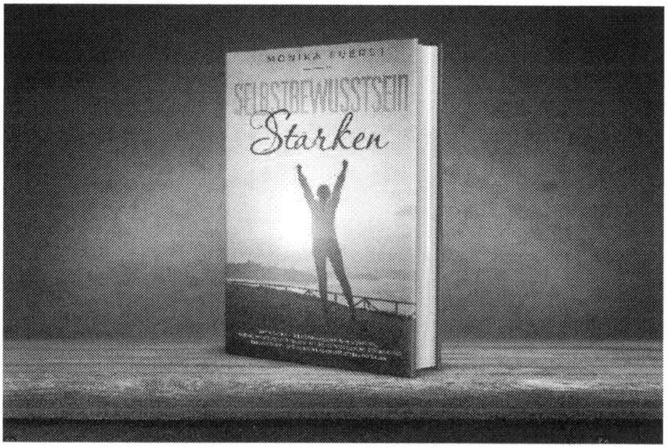

https://www.amazon.de/dp/B07CQPZW5Y

- *Möchten Sie Ihr Selbstbewusstsein im Alltag und Selbstbewusstsein im Job verbessern?*
- *Möchten Sie genug Zuversicht und Selbstvertrauen gewinnen um öffentlich selbstbewusst präsentieren zu können und in ungewohnten Situationen sicher aufzutreten?*

Dann ist das vorliegende Büchlein für Sie richtig. Selbstbewusstsein und Selbstvertrauen ist nicht etwa ein Segen, mit dem manche Menschen einfach geboren wurden und andere eben nicht. In Wahrheit kann ist Selbstbewusstsein stärken erlernbar, und hier lernen Sie in zehn einfachen Schritten, wie es geht.

Haftungsausschluss

Die Inhalte dieses Buches wurden mit größter Sorgfalt erstellt. Für die Richtigkeit, Vollständigkeit und Aktualität der Inhalte können wir jedoch keine Gewähr übernehmen. Sie spiegeln die persönliche Meinung, die ausführliche Recherche und die Meinung des Autors wieder. Der Autor übernimmt daher keine juristische Verantwortung oder Haftung für Schäden, die durch eventuelle Fehler oder kontraproduktive Ausübung durch den Leser entstehen. Dieses Buch ist eine Anleitung zu möglichen Erfolgsstrategien und keine Garantie für Erfolge. Der Autor übernimmt daher keine Verantwortung für das Nicht-Erreichen der im Buch beschriebenen Ziele. Dieses Buch enthält Links zu anderen Webseiten. Auf den Inhalt dieser Webseiten haben wir keinen Einfluss. Die verlinkten Seiten wurden zum Zeitpunkt der Verlinkung auf rechtliche Verstöße überprüft. Für die Inhalte der verlinkten Seiten ist der jeweilige Anbieter oder Betreiber verantwortlich. Rechtswidrige Inhalte konnten zum Zeitpunkt der Verlinkung nicht festgestellt werden.

Impressum

1. Auflage

Kontakt: Ruben Herzhoff / Mozartstr. 6 / 47239 Duisburg

Covergestaltung: germancreative @ fiverr.com

Foto: Blocked Locked Secured Brainwaves

© " anton_novik " / depositphotos.com.

45114808R00025

Printed in Poland
by Amazon Fulfillment
Poland Sp. z o.o., Wrocław